糖尿病自我检查 一本通

周迎生 编著

人民卫生出版社
·北京·

版权所有，侵权必究！

图书在版编目（CIP）数据

糖尿病自我检查一本通 / 周迎生编著 . —北京：人民卫生出版社，2021.5 (2022.2重印)

ISBN 978-7-117-31467-1

Ⅰ. ①糖… Ⅱ. ①周… Ⅲ. ①糖尿病–防治 Ⅳ. ①R587.1

中国版本图书馆 CIP 数据核字（2021）第 073864 号

人卫智网	www.ipmph.com	医学教育、学术、考试、健康，购书智慧智能综合服务平台
人卫官网	www.pmph.com	人卫官方资讯发布平台

糖尿病自我检查一本通
Tangniaobing Ziwo Jiancha Yibentong

编　　著：周迎生
出版发行：人民卫生出版社（中继线 010-59780011）
地　　址：北京市朝阳区潘家园南里 19 号
邮　　编：100021
E - mail：pmph @ pmph.com
购书热线：010-59787592　010-59787584　010-65264830
印　　刷：北京虎彩文化传播有限公司
经　　销：新华书店
开　　本：787 × 1092　1/32　印张：2
字　　数：42 千字
版　　次：2021 年 5 月第 1 版
印　　次：2022 年 2 月第 2 次印刷
标准书号：ISBN 978-7-117-31467-1
定　　价：20.00 元

打击盗版举报电话：**010-59787491**　E-mail：**WQ @ pmph.com**
质量问题联系电话：**010-59787234**　E-mail：**zhiliang @ pmph.com**

作者简介

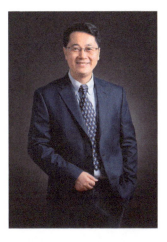

周迎生,医学博士、主任医师、教授、博士生导师。首都医科大学附属北京安贞医院内分泌代谢科主任,北京安贞医院内分泌代谢专业博士培养点负责人,首都医科大学内分泌代谢学系副主任。从事内分泌代谢疾病临床诊治工作三十多年,在国内率先建立了冠心病患者血糖控制对预后影响的循证医学证据,并报道了早期干预肥胖和 2 型糖尿病可以使胰岛素分泌功能受损逆转正常的基础医学研究证据。长期开展 2 型糖尿病合并心血管并发症防治及老年糖尿病合并冠心病血糖控制管理临床防治实践。兼任中华预防医学会理事、中华预防医学会糖尿病防控专委会主任委员、中国医师协会内分泌代谢分会常委、中华医学会糖尿病分会糖尿病监测与治疗新技术学组副组长、中华医学会老年医学分会内分泌代谢学组委员、北京医学会内分泌分会常委、北京医师协会内分泌代谢分会常务理事等。

前　言

人未生病时,疾病和身体是分开的,似乎跟自己没太大关系。但在得病的那一刻,即使小如"感冒",也会深切感受到生命的脆弱和自己的渺小,甚至冒出一些悲观的想法。生老病死是客观规律和自然法则,我们从出生开始就徘徊在健康与疾病之间,我们希望在健康一侧停留的时间更长久些。实际上,随着年龄增长和生活环境的复杂变化,身体会向相反一侧缓慢靠近,有时还在加速靠近。生命是脆弱的,健康需要"健康行动"维护。人寿命的延长是社会进步的重要标志,而疾病始终是寿命长短最关键的影响因素。健康是每个人、每个家庭、社会全面发展的基础,健康中国已上升为国家战略。

中国糖尿病人数上升,从儿童到老年人都可能发病,年轻的糖尿病患者越来越多见了,糖尿病的患病风险影响着每一个人。随着经济的发展,居民生活方式改变,体力活动显著减少,生活节奏加快的紧张环境等都显著影响着糖尿病的发生、发展,尤其是青少年人群的糖尿病患病率在不断升高,早发糖尿病的形势十分严峻。在糖尿病发生前,我们能采取些什么预防措施呢? 早在 1995 年,世界卫生组织就提出"糖尿病和教育,降低无知的代价"主题倡议,要正确认识糖尿病及其危害,获得正确可行的糖尿病防控知识,早预防、早诊断、早治疗、早获益。从预防糖尿病发病风险因素和疾病关键环节控制入手,完全可以有效减轻糖尿病给健康造成的负担与危害。

学习掌握自我筛查糖尿病发病风险及糖尿病判断标准是预防糖尿病的突破口。肥胖是引起2型糖尿病高发的突出危险因素,其本身也是一种疾病。腹部脂肪量增加称为腹部或内脏性肥胖,其危害更大,中国男性腰围≥90cm,女性腰围≥85cm时就是腹部肥胖。此外,糖尿病更"偏爱"亚裔,肥胖更容易导致中国人患糖尿病。因此,我们要学习应用健康方式方法,尽可能避免肥胖的发生、发展,尤其是腹部肥胖。如果空腹血糖≥6.1mmol/L(空腹血糖上限)或任意时间点的血糖≥7.8mmol/L(餐后血糖上限),应该尽早到医院检查诊断,积极防治。由于糖尿病早期可能不具有明显的身体不适,已经处在糖尿病阶段但本人尚未到医院确诊的情况也是多见的,大家要提高认知和警觉意识,早预防、早发现、早干预、早获益。

糖尿病的危害包括大血管病变如冠心病、心肌梗死、脑卒中,以及微血管病变如神经病变、眼底病变、肾脏病变等。糖尿病与冠心病、脑卒中是共患疾病,其共同的危险因素包括增龄、家族史、肥胖、腰围、高血压等,60岁以上的男性更容易同时罹患。高血压、血脂异常、吸烟、超重或肥胖、缺乏运动、精神紧张等危险因素,都可以通过改变生活方式得到有效控制。以健康饮食和运动为主的生活方式干预,可以长期持久地遏制糖尿病、冠心病及脑卒中的发生发展,良好的生活习惯可使人受益终身。

糖尿病被当作"冠心病的等危症",即糖尿病与冠心病的健康危害相似,应该同等重视防治,严格控制体重、血糖、血脂及血压,遵循医嘱长期规律服用药物。对于糖尿病患者,与空腹血糖水平相比,餐后血糖升高对患者预后的影响更为显著,是合并冠心病患者风险评估的必要指标。目前,糖尿病的治疗还未取得突破性进展,只能通过饮食控制联合药物治疗稳定病情。治疗糖尿病的药物都有不同程度的副作用,长期服用对人体健康可能产生不同程度的不良影响,降糖药物相关的低血糖是导致心脑血管事件发生的重要原因之一,应选择对心血管有益或无害的降糖药物。

此外,怀孕期间的糖尿病也较以前更多见。一种为怀孕前已确诊患糖尿病,称为"糖尿病合并妊娠",另一种为怀孕前糖代谢正常或有潜在糖耐量减退,在本次怀孕期间才出现或确诊的糖尿病,称为妊娠糖尿病(GDM)。积极防治是确保孕妇安全和后代健康的关键。

最后谈谈食物对血糖的影响。合理选择葡萄糖生成指数(glucose index,GI)低的食物,更利于血糖控制。食物的葡萄糖生成指数指在一定时间内(一般为2小时)体内血糖水平增幅变化的比较。GI值越高,对餐后血糖的影响越大,反之,影响越小。一般来讲,馒头、米饭是高GI食物,豆类、乳类、蔬菜是低GI食物。如果适时将高GI食物替换成低GI食物,是有利于血糖控制的。

显然,一本书的篇幅是有限的,难以覆盖到糖尿病保健知识的各个方面,但还是能起到抛砖引玉的作用,激发读者的健康理念与智慧。尽管人人成为治病救人的医生是不现实的,但学习应用疾病保健知识,做维护自己身体健康的第一责任人是可以做到的,也一定能够做到。

最后,祝大家身体健康、家庭幸福,一生远离糖尿病的危害!

周迎生
2021 年 1 月

目 录

一、糖尿病是最容易罹患的慢性疾病之一 ⋯⋯⋯⋯⋯ 1
　（一）全球糖尿病基本情况 ⋯⋯⋯⋯⋯ 1
　（二）糖尿病的人群患病情况 ⋯⋯⋯⋯⋯ 2

二、自我筛查糖尿病发病风险及糖尿病的诊断标准 ⋯⋯ 5

三、腰围与血糖、血脂 ⋯⋯⋯⋯⋯ 7
　（一）适合中国人腰围的切点 ⋯⋯⋯⋯⋯ 7
　（二）肥胖与血糖升高 ⋯⋯⋯⋯⋯ 7
　（三）肥胖与血脂异常的发生 ⋯⋯⋯⋯⋯ 9

四、尿糖和尿蛋白检查 ⋯⋯⋯⋯⋯ 13

五、低血糖及其危害 ⋯⋯⋯⋯⋯ 15
　（一）"饥饿感"是身体的信号 ⋯⋯⋯⋯⋯ 15
　（二）低血糖是身体有病吗 ⋯⋯⋯⋯⋯ 15
　（三）引起低血糖的原因有哪些 ⋯⋯⋯⋯⋯ 16
　（四）低血糖有哪些表现 ⋯⋯⋯⋯⋯ 18
　（五）患者如何判断自己是否患有低血糖 ⋯⋯ 18
　（六）低血糖有哪些危害或并发症 ⋯⋯⋯⋯⋯ 19

（七）如何诊断低血糖 …………………………………19
（八）哪些疾病容易被误诊为糖尿病性低血糖 ……20
（九）发生低血糖如何自救 …………………………20
（十）患者自觉出汗、饥饿、心慌等身体不适症状，
　　　自己或家人该如何处理 ………………………21
（十一）出现低血糖需要去看医生吗 ………………21
（十二）低血糖可以通过饮食调理治疗吗 …………21
（十三）为什么说低血糖患者不可以饮酒呢 ………21
（十四）低血糖该如何治疗 …………………………22
（十五）治疗低血糖常用的药物有哪些 ……………23
（十六）低血糖脑病是怎么回事？该如何治疗 ……23
（十七）预防低血糖提示 ……………………………23

六、糖尿病、冠心病、脑卒中是共患疾病……………………25
（一）糖尿病与冠心病、脑卒中是共患疾病…………25
（二）不可控危险因素 ………………………………26
（三）可控因素 ………………………………………26
（四）糖尿病是冠心病的等危症，应同防共治………28
（五）卒中患者合并"糖尿病"比例高，
　　　应同防共治 ……………………………………28
（六）建议 ……………………………………………29

七、糖尿病引起的视力和肾脏损害……………………………30
（一）正常视力判断方法 ……………………………30
（二）正常肾功能判断方法 …………………………30

（三）糖尿病如何损害视力 ·················· 32
　　（四）糖尿病如何损害肾脏 ·················· 32

八、糖尿病足病变 ································ 33
　　（一）糖尿病足 ···························· 33
　　（二）糖尿病足的临床表现 ···················· 33
　　（三）糖尿病足防治 ·························· 33

九、糖尿病治疗药物的不良反应 ················ 35
　　（一）低血糖 ······························ 35
　　（二）胃肠道不良反应 ························ 35
　　（三）体重变化 ···························· 36
　　（四）心血管安全性 ·························· 36
　　（五）肝、肾功能损害 ························ 36
　　（六）其他 ································ 37

十、妊娠期的血糖异常表现 ···················· 38
　　（一）妊娠糖尿病 ·························· 38
　　（二）妊娠糖尿病诊断标准 ···················· 38
　　（三）危害 ································ 39
　　（四）如何治疗妊娠糖尿病 ···················· 40

十一、食物对血糖、血脂的影响 ················ 41

附录 ···································· 43
  附录1 中国公众预防糖尿病应知应会
      应做十条 ························ 43
  附录2 中国2型糖尿病综合控制目标 ········· 45
  附录3 食物升糖指数表 ···················· 46
  附录4 体重对照表 ························ 48
  附录5 血糖换算表 ························ 51

参考文献 ································ 52

一、糖尿病是最容易罹患的慢性疾病之一

早在1995年,世界糖尿病日(World Diabetes Day,WDD)即后来的联合国糖尿病日,曾提出"糖尿病和教育,降低无知的代价"主题倡议,引起全球对糖尿病的警觉和醒悟。正确认识糖尿病及其危害,获得正确可行的糖尿病防控知识,早预防、早诊断、早治疗、早获益。成年人主要患2型糖尿病,与肥胖密切相关。从预防糖尿病发病和疾病控制入手,可以有效减轻糖尿病给健康造成的负担。

(一)全球糖尿病基本情况

● 1980年全球18岁以上成年人的糖尿病患病率为4.7%,1.08亿患者,2020年世界卫生组织报告全球糖尿病患者约为4.22亿。中国糖尿病患病率从1980年的0.67%快速上升到2013年的10.4%,2013年有约1亿糖尿病患者。

● 2017年中国的疾病死因前两位是脑卒中、缺血性心脏病,糖尿病为第8位。糖尿病与冠心病、脑卒中是共患疾病,也是失明、肾衰竭和下肢截肢的主要病因。

● 中国糖尿病流行的危险因素主要是生活方式改变、超重/肥胖、老龄化等。

● 中国糖尿病发病的危险因素中,变化最大的是超重

和肥胖人数的显著增加。

● 糖尿病可防可治,通过膳食、身体活动、服药及定期筛查和治疗,完全可以避免或推迟发生。

(二)糖尿病的人群患病情况

随着经济的发展,我国城市化进程明显加快,城镇人口占全国人口比例上升较快,成倍增长。城市化使居民生活方式改变,饮食习惯、体力活动显著减少及快节奏、紧张环境等都影响着糖尿病的发生、发展。尤其是青少年人群的糖尿病患病率在不断升高,早发糖尿病形势严峻。

1. 每五位老年人中就有一人患有糖尿病

随着人口逐渐老龄化,我国60岁以上的人群比例逐年增加,2000年为10%,2006年增加到了13%。在2008年、2013年的全国糖尿病患病率调查中,60岁以上老年人糖尿病患病率在20%以上。

2. 肥胖人群扩大是2型糖尿病患病率持续上升的突出原因

日益严重的肥胖问题大大增加了糖尿病的发病风险,肥胖者多种疾病的发病率明显更高(图1-1),青少年中的超重、肥胖问题也需要高度关注。在《中国居民营养与慢性病状况报告(2015年)》中,全国18岁及以上成年人中超重者占1/3,肥胖者占比超过1/10。6~17岁的儿童青少年中超重者占比接近1/10,肥胖率为6.4%,都在显著上升。

肥胖是人体过剩的能量摄入转化为多余脂肪,并积聚在体内的一种疾病状态。肥胖是损害健康的异常或过量脂

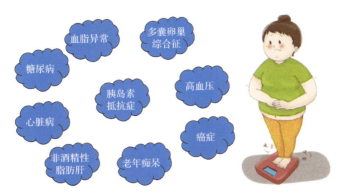

图 1-1　肥胖 = 多种疾病

肪累积，腹部脂肪量增加称为腹部或内脏性肥胖，其危害更大。早在 1997 年世界卫生组织（WHO）就强调腹部肥胖对健康危害的严重性，并将"肥胖"认定为"疾病"。中国男性腰围≥90cm，女性腰围≥85cm 定义为腹型肥胖。

3. 糖尿病更"偏爱"亚裔

2 型糖尿病在不同种族间的发生率有差别，受遗传因素的影响，亚裔更容易罹患糖尿病。在同样的性别、年龄和胖瘦程度下，亚裔人的患病风险比高加索人（过去称为白色人种）高 60%。在发达国家及地区居住的华人等亚裔人的糖尿病发病率也较高。

目前全球已经定位超过 100 个 2 型糖尿病的易感位点，这些位点是与糖尿病发病有关的遗传异常位点，其中，有 30% 的位点在中国人群中得到了验证。也有在中国人中发现的如 PAX4、NOS1AP 等多个 2 型糖尿病易感基因。这些基因异常可增加中国人 2 型糖尿病的发病风险，使发病风险升高 5%~25%。而且，与中国人的 2 型糖尿病发病显著相关的40个易感位点构建的遗传风险评分模型显示,这些易感位点主要与胰岛β细胞功能衰退有关,这对预测中国人2型糖尿病的发生有一定的临床意义。

4. 未诊断糖尿病患者的比例高

我国慢性病及其危险因素监测显示,2013年18岁及以上人群糖尿病患病率为10.4%,男性为11.1%,女性为9.6%。成年人以2型糖尿病为主,同肥胖和不健康生活方式密切相关。1型糖尿病少见,是自身免疫功能异常导致的疾病,主要在儿童中发病,成年人中不常见。妊娠糖尿病是在怀孕期间发病的糖尿病类型。此外,还有其他类型糖尿病,更为少见,都有其特殊原因。

在2013年全国糖尿病患病率调查中,未诊断者占糖尿病患者总数的一半以上。未诊断糖尿病的人数不少,这与个人糖尿病科普知识不足或缺乏有关。个人健康素养不够,自我保健意识差,导致很多糖尿病患者没有被及时诊治。肥胖和超重人群更易罹患糖尿病。肥胖人群糖尿病患病率是健康人群的2倍以上。2013年按体重指数(BMI)分层显示,BMI<25kg/m^{2}者的糖尿病患病率为7.8%,25kg/m^2≤BMI<30kg/m^{2}者的糖尿病患病率为15.4%,BMI≥30kg/m^{2}者的糖尿病患病率为21.2%。因此,应高度关注肥胖人群中的未被诊断的糖尿病患者。

5. 糖尿病发病的人群和地区差异

● 中国各民族间的糖尿病患病率存在较大差异,满族、汉族的糖尿病患病率显著高于藏族,其患病率是藏族的3倍。

● 发达地区的糖尿病患病率明显高于不发达地区,城市(12.0%)高于农村(8.9%)。

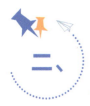

二、自我筛查糖尿病发病风险及糖尿病的诊断标准

针对高危人群进行糖尿病筛查,有助于早期发现糖尿病,可通过对危险因素评估进行糖尿病的自我筛查。糖尿病发病的自然病程包括正常、糖尿病前期和糖尿病三个阶段(图 2-1)。

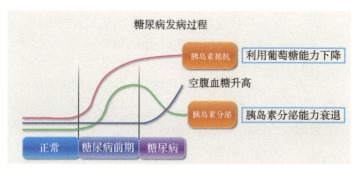

图 2-1　糖尿病的发病过程

如果空腹血糖≥6.1mmol/L(空腹血糖上限)或任意时点血糖≥7.8mmol/L(餐后血糖上限),建议到医院进行葡萄糖耐量试验(OGTT),可以明确诊断。

BMI≥24kg/m^2 为超重,BMI≥28kg/m^2 为肥胖。腹型肥胖:男性腰围≥90cm,女性腰围≥85cm。高血压为收缩压≥140mmHg(1mmHg=0.133kPa)和/或舒张压≥90mmHg。

针对糖尿病发病的高危人群进行筛查,有助于早期预防和诊治糖尿病。成年人(≥18岁)具备以下任何一项,都要积极预防糖尿病:

(1)年龄≥40岁;

(2)有糖尿病前期血糖升高;

(3)超重或肥胖(尤其是腹部肥胖);

(4)一级亲属(父母、子女及兄弟姐妹)中有2型糖尿病患者;

(5)有妊娠糖尿病病史的妇女;

(6)高血压或正在治疗;

(7)血脂异常或正在治疗;

(8)动脉粥样硬化性心血管疾病(ASCVD)患者;

(9)有一过性类固醇糖尿病病史者;

(10)多囊卵巢综合征(PCOS)患者;

(11)长期接受抗精神病药物和/或抗抑郁药物治疗的患者。

糖尿病的诊断标准为具备以下任何一项:

(1)不同日期测量两次空腹血糖,均≥7.0mmol/L;

(2)糖化血红蛋白≥6.5%;

(3)任何一次检测血糖或口服葡萄糖耐量试验(OGTT)2小时血糖≥11.1mmol/L。

自我筛查或体检中存在异常结果,都要找医生确诊是否患糖尿病。若血糖水平超过正常上限但未达到糖尿病诊断标准,处于糖尿病前期者,应至少每年监测1次血糖指标。对于糖尿病前期者,应给予生活方式干预,以降低糖尿病的发生风险。

三、腰围与血糖、血脂

腰围作为最易获取的身体指标参数之一,能有效反映腹型肥胖,被广泛应用于临床工作。

(一)适合中国人腰围的切点

2013年原国家卫生和计划生育委员会发布的《中华人民共和国卫生行业标准——成人体重判定》(标准号:WS/T428-2013),将男性腰围≥90cm,女性腰围≥85cm定义为腹型肥胖。其中,女性腰围比1997年WHO标准放宽了一些。

世界卫生组织(WHO)推荐的测量方法为,被测者直立,双脚并拢。测量位置在腰部侧方的腋中线处,可触及的最后一根肋骨下缘与髂前上棘的垂直连线中点,水平环绕的腰围长度,常用单位为厘米(cm)。对有些人来说,该位置近似于经过肚脐水平面的测量值。注意要将测量尺紧贴皮肤,但不能压迫,在平静呼气结束时的测量。

(二)肥胖与血糖升高

1. 肥胖与胰岛素抵抗

胰岛素是机体内唯一降低血糖的激素,当胰岛素不能有效刺激细胞摄取和利用葡萄糖,称为胰岛素抵抗。胰岛素抵抗是引起血糖升高的重要原因。

肥胖时，肌肉内二酯酰甘油（DAG）水平升高，抑制胰岛素信号传导通路中磷脂腺肌醇3激酶（PI3K），肌肉纤维利用葡萄糖功能受损，出现肌肉胰岛素抵抗。肝脏内DAG使得肝细胞中胰岛素信号通路受损，阻碍胰岛素刺激肝糖原合成，形成肝脏胰岛素抵抗。此外，血液中游离脂肪酸（FFA）增加使细胞糖异生增加，从而使血糖升高。

2. 肥胖与胰岛细胞功能减退

胰岛素由胰腺中的胰岛β细胞分泌而来，是体内唯一能直接降低血糖的激素。胰岛素维持血液中葡萄糖在正常水平，避免血糖浓度过高或偏低对身体器官造成损害。

肥胖导致胰岛素抵抗，胰岛β细胞需要分泌更多的胰岛素，工作负荷增加20%~50%。过重或持续时间过长的负担使细胞功能破坏严重，造成胰岛素分泌功能难以保证血糖水平在正常范围内，血糖异常升高。

3. 肥胖是2型糖尿病发病的高风险因素

肥胖是世界面临的严峻的公共卫生问题，肥胖人群中2型糖尿病的患病率可高达24.5%。近四十年来，全球肥胖患病率持续升高，男性肥胖患病率由3.2%上升至10.8%，女性肥胖患病率从6.4%上升至14.9%，肥胖引起糖尿病患病率快速攀升。我国成年人BMI和腰围影响相关疾病发病风险因素的研究发现，腰围增大，会显著增加空腹血糖升高、高胆固醇血症、高三酰甘油血症的患病率（图3-1）。如将BMI控制到24kg/m²以下，可预防人群中45%~50%的糖尿病发病危险因素聚集。其中，男性腰围控制到90cm以下，女性腰围控制到80cm以下，可能防止47%~58%的发病危险因素聚集。

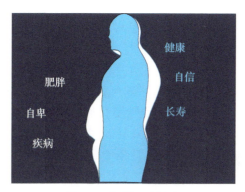

图 3-1 肥胖阻碍健康

(三) 肥胖与血脂异常的发生

1. 血脂与血脂异常

血脂是血清中的胆固醇、三酰甘油(TG)和类脂(如磷脂)等的总称,与临床密切相关的血脂指标主要是胆固醇和TG。在人体内胆固醇主要以游离胆固醇及胆固醇酯的形式存在,TG是甘油分子中的3个羟基被脂肪酸酯化而形成。血脂成分不溶于水,必须与特殊的蛋白质即载脂蛋白结合,形成的脂蛋白才能溶于血液中,被运输到组织细胞内进行代谢。脂蛋白分为乳糜微粒(CM)、极低密度脂蛋白(VLDL)、中间密度脂蛋白(IDL)、低密度脂蛋白(LDL)、高密度脂蛋白(HDL)和脂蛋白a[LP(a)]。

血脂异常是一类较常见的疾病,通常指血清中总胆固醇和/或三酰甘油水平升高,俗称"高脂血症"。实际上,血脂异常也泛指包括低高密度脂蛋白胆固醇（HDL-c）血症在内的各种血脂异常。血脂异常是动脉粥样硬化性心血管疾病重要的危险因素，可分成原发性和继发性两大类。原发性血脂异常占大多数，与肥胖、年龄等多种因素有关。而继发性血脂异常是由特定疾病引起，如甲状腺功能降低、肾病综合征等系统性疾病等，影响血脂代谢导致血脂异常。

临床上应根据个体动脉硬化疾病，包括急性冠脉综合征（acute coronary syndrome，ACS）、稳定性冠心病、血运重建术后、缺血性心肌病、缺血性卒中、短暂性脑缺血发作、外周动脉粥样硬化病等的风险程度，决定药物调脂治疗方案。糖尿病是冠心病的"等危症"，即罹患糖尿病等同于冠心病对健康的危害。

医生会根据具体疾病及危害程度，判断是否启动药物调脂治疗。动脉粥样硬化性心血管疾病（ASCVD）包括急性冠脉综合征、稳定性冠心病、血运重建术后、缺血性心肌病、缺血性卒中、短暂性脑缺血发作、外周动脉粥样硬化病等。非ASCVD人群有高危、中危或低危状态，调脂治疗需设定目标值：极高危者低密度脂蛋白胆固醇（LDL-c）<1.8mmol/L，高危者LDL-C<2.6mmol/L，中危和低危者LDL-c<3.4mmol/L。

2. 脂肪组织对血脂的影响

脂肪组织与血脂异常关系研究较多。既往研究认为，脂肪组织产生的脂肪细胞因子与血脂密切相关。酰化刺激蛋白（ASP）可增加脂肪细胞对葡萄糖的摄取，激活二酰甘油基转移酶（DGAT），阻断激素敏感脂酶（HSL），从而促进三酰甘油的合成，引起血脂代谢异常。

腹型肥胖又称向心性肥胖，是指脂肪在腹部的特别堆积，表现为腰围的增加。腹部肥胖比臀部肥胖更危险，容易引起心脏病、脑卒中、脂肪肝和 2 型糖尿病。脂肪肝是指由于各种原因引起的肝细胞内脂肪堆积过多的病变，而非一种独立的疾病。脂肪性肝病正严重威胁着国人的健康，成为仅次于病毒性肝炎的第二大肝病，发病率在不断升高，且发病年龄日趋年轻化。肥胖是导致肝功能酶异常的主要原因，75% 以上的转氨酶增高与肥胖有关，肥胖与脂肪肝的关系比饮酒与脂肪肝的关系更为密切。肥胖者即使没有伴发其他疾病，脂肪肝的发生率也很高，50% 肥胖者肝内脂肪沉着严重，重度肥胖者绝大多数有脂肪肝。

3. 肥胖相关的糖尿病和血脂异常治疗策略

随着肥胖问题的日益严峻，管理好肥胖，尤其是针对肥胖及其相关的糖尿病和血脂异常治疗策略显得尤为必要。核心目标在于减少其带来的心脑血管疾病的发生和死亡风险。

（1）非药物治疗：通过宣传教育使患者及其家属对肥胖及其危害性有正确的认识，从而积极采取健康的生活方式，从改变饮食和运动习惯开始，自觉地长期坚持健康生活习惯是肥胖症治疗最重要的措施。

（2）药物治疗：对严重肥胖患者可联合药物干预减轻体重，然后继续维持。但临床上如何更好地应用这类药物仍有待进一步探讨。药物治疗可能产生药物不良反应及不耐受性，因而选择药物治疗的适应证必须十分慎重，根据患者的个体情况衡量可能得到的益处和潜在的危险做出决定。

（3）减重手术：手术可能并发吸收不良、贫血、胃肠道狭窄等,有一定的危险性,仅用于重度肥胖、减肥失败又有严重并发症者。可供选择的减重手术有空回肠短路手术、胃短路手术、胃成形术及胃气囊术等。有报道,手术有效(指体重降低 >20%)率可达 95%,死亡率 <1%。术前要对患者的全身情况进行充分评估,特别是血糖水平、血压水平、心肺功能等,并给予相应的监测和处理。

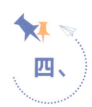

四、尿糖和尿蛋白检查

尿糖（glucose in urine）指尿液中含糖类，主要是葡萄糖。正常人尿糖甚少，一般方法测不出来，所以健康者尿糖应该是阴性，或者说尿中应该没有糖。只有当血糖水平超过 8.89~10mmol/L 时，葡萄糖才能较多地从尿中排出，形成尿糖。对于已经确诊的糖尿病患者来说，尿糖测定可以作为判断血糖水平的一个间接指标，即血糖升高时出现尿糖阳性，血糖越高尿糖越多，阳性程度越强。从一个"+"到四个"+"号。糖尿病的治疗原则应是饮食、运动、药物及病情监测同时进行。

尿内出现蛋白称为蛋白尿，即尿蛋白。正常情况下，尿液中含少量小分子蛋白，普通尿常规检查测不出，为阴性。当尿中蛋白增加，尿常规检查可以测出，即为蛋白尿。蛋白尿是肾脏病的常见表现，全身性疾病亦可出现蛋白尿。糖尿病患者出现轻微尿蛋白，表明肾脏受到影响，是糖尿病肾病的早期表现，需要进行药物干预。尿微量白蛋白检测不仅有助于糖尿病肾病的早发现、早治疗，还能预测病情的发展变化。无论是 1 型糖尿病还是 2 型糖尿病，出现尿微量白蛋白的患者更容易发展至临床蛋白尿和心血管疾病。

尿微量白蛋白测定也是观察干预治疗效果的良好指标。控制血糖后，尿微量白蛋白阳性的发生率显著减低，尿蛋白排出显著减少。当尿蛋白量排出增加,发展为临床蛋白尿时,严格控制血糖等也难以逆转肾脏病的发展进程。血糖和血压控制良好,可以预防和治疗糖尿病性尿微量白蛋白,延缓糖尿病性肾病的发生、发展。

四、尿糖和尿蛋白检查

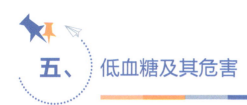

五、低血糖及其危害

（一）"饥饿感"是身体的信号

"饥饿"通常是身体缺乏葡萄糖等能量物质的表现。血液葡萄糖低于正常水平，身体反应性不适，轻者为饥饿感、心慌，还可有冒汗、面色苍白，严重时烦躁不安、大脑反应迟钝，甚至晕倒在地。最常见的原因是没有按时吃饭或食量过少所致。成年人空腹静脉血糖范围是 3.9~6.1mmol/L。而接受药物治疗的糖尿病患者只要血糖水平 <3.9mmol/L 就属低血糖范畴。对非糖尿病患者来说，低血糖症的诊断标准为血糖值 <2.8mmol/L。

（二）低血糖是身体有病吗

健康者也有发生低血糖的可能。夜间和饥饿时，主要靠肝脏提供葡萄糖，时间有限，不超过 10 小时。低血糖好发于儿童和老年人，常见原因有：未按时吃饭或食量少；体型偏瘦。糖尿病患者常伴有自主神经功能障碍，其可影响机体对低血糖的反馈调节能力，可增加患者发生严重低血糖的风险。同时，低血糖也可能诱发或加重患者自主神经功能障碍，形成恶性循环。

（三）引起低血糖的原因有哪些

1. 降糖药物

降糖药物分为直接降低血糖和间接降糖，前者与胰岛素作用有关，更容易引起低血糖。最常见的原因是胰岛素剂量过大，其他原因有胰岛素注射的部位不正确，如皮下注射太深，变成肌肉或静脉注射，使得胰岛素的吸收速度加快、作用时间加速，引发低血糖。当然，胰岛素注射后，没有按要求及时进餐也是重要原因之一。促进胰岛素分泌的药物如磺脲类、格列奈类等，也是导致低血糖的常见原因。而间接降低血糖的药物如二甲双胍、α糖苷酶抑制剂等，主要是通过增加体内葡萄糖消耗或抑制肠道吸收葡萄糖等作用，单独使用较少引起低血糖。

2. 进食量不足

糖尿病治疗中，合理的膳食调理是必须的，也是控制血糖的必要条件，但过分地限制食物的摄入，不规则或延迟进食，则容易引起糖尿病患者发生低血糖反应。

3. 空腹饮酒

因为酒中的乙醇可以阻碍肝脏糖原异生作用，而空腹时正常血糖的维持主要依赖于糖异生作用提供葡萄糖补充，所以，糖尿病患者空腹饮酒容易发生低血糖反应。此外，空腹饮酒还能阻碍或掩盖低血糖症状，使患者低血糖警觉反应降低或丧失。

4. 剧烈运动

适当的身体运动或体力活动可以促进机体代谢功能，

增强心血管功能，提高机体免疫力，有利于糖尿病症状的改善，并能减少并发症的发生。但突然加大运动量（剧烈地活动或劳动）或运动时间安排不合理，可使全身肌肉消耗葡萄糖过多而诱发低血糖反应。尤其是接受胰岛素治疗的1型糖尿病患者更容易发生，其在运动时因血流加速，注射到身体内的胰岛素吸收加快，血液循环中的胰岛素浓度上升，血糖下降显著，更易出现低血糖。

5. 进食量、运动量、降糖药物量三者间不匹配

2型糖尿病早期，患者常出现进餐后期（餐后3~5小时）发生低血糖，也称为"餐前低血糖"，常常容易被忽视。糖尿病患者体内胰岛素分泌延迟，晚于进食后的食物吸收，一般3~5小时胰岛素分泌才达到高峰，与饮食后血糖升高不同步，从而会引起下一餐前的低血糖。

6. 血糖控制过于严格

老年人由于机体各脏器调节功能下降，对发生低血糖的敏感性降低，无症状性低血糖发生率高，危害更大。所以，老年糖尿病患者的血糖控制标准应适当放宽，空腹血糖控制在8.0~10.0mmol/L之间，餐后2小时血糖控制放宽到11mmol/L左右，应尽量避免日间或夜间发生低血糖。

7. 肝肾疾病的影响

肝肾功能不全可影响药物代谢及清除，使体内的胰岛素排泄延缓，或者口服降糖药半衰期延长，导致降糖药物在体内蓄积，药物作用异常"增强"，身体出现不良反应。老年人往往有潜在的肝脏、肾脏或心脏疾病，发生低血糖时临床症状不明显，常被误认为是老年性改变，后果可能更加严重。因此，老年人要谨慎使用胰岛素或磺胺类降糖药物，要特别注意药物剂量的个体化和对病情的监测,时刻警惕有无低血糖发生。

(四)低血糖有哪些表现

1. 交感神经兴奋

常出现在血糖快速下降时,表现为眩晕、心跳加快、双手颤抖、饥饿、软弱、倦怠、乏力、出汗、焦虑、心悸等。其他如皮肤感觉异常,或者手、足、唇麻木或刺痛等也是可以发生的异常表现。

2. 中枢神经系统变化

血糖缓慢而持续下降,表现为反应迟钝,听力下降,记忆力、计算力、判断能力均减弱,意识模糊、嗜睡,甚至意识不清,呼之不应。而发生癫痫样抽搐,或者偏瘫、大小便失禁直至昏迷,则是最严重、最危险的状态,可危及生命。

(五)患者如何判断自己是否患有低血糖

自我判断:①有没有使用降糖药物等;②身体不适感,通常先有饥饿感,想吃东西,其他还可能会有心慌、无力、出汗等异常感觉;③如能立即测手指尖血糖,血糖<3.9mmol/L,可确认;④直接喝含糖饮料,或吃主食、甜糕点等食物,可迅速缓解身体不适,也提示发生低血糖可能。

（六）低血糖有哪些危害或并发症

（1）脑功能受损，如记忆力和认知功能下降，严重时神经元死亡，出现失忆或呆傻；

（2）诱发冠心病缺血加重或心肌梗死，严重时发生心源性死亡；

（3）老年人跌倒骨折、摔伤；

（4）驾车或从事其他高度紧张工作时出现思维或操作失误。

（七）如何诊断低血糖

（1）危险因素识别。

（2）症状判断。

（3）血糖测定。立即测定血糖是判断低血糖的直接和准确方法。当有低血糖表现而无法测血糖时，在喝含糖饮料或吃含糖食物等，提高血糖后可缓解症状，也是判断低血糖发作的一种方法。低血糖和高血糖的症状不同（表5-1）。

表5-1 低血糖和高血糖的症状有哪些不同

低血糖特点	高血糖特点
饥饿感、心慌	口渴、消瘦、饥饿感
多在夜间或餐前发生	多在餐后发生

（八）哪些疾病容易被误诊为糖尿病性低血糖

（1）甲亢引起的饥饿感，常见。
（2）糖尿病高血糖引起的饥饿感，常见。
（3）老年人脑血管病的异常表现，常见。
（4）特殊疾病如胰岛细胞瘤，少见。

（九）发生低血糖如何自救

对低血糖的救治要争分夺秒。患者有吞咽动作和意识清醒时，可立即口服含糖食品，如3~4块方糖，或者含糖饮料，或者饼干等食物。因为这类食物中的糖分可以很快被肠道吸收入血，从而迅速缓解低血糖症状。经过口服含糖食品后，大部分患者的症状会缓解，如血糖仍然低于3.9mmol/L，应继续进食，并尽快就医。

发生低血糖时，不推荐食用新鲜水果来纠正低血糖，因为新鲜水果中含果糖较多，而果糖的升糖指数低，且新鲜水果中的纤维成分会影响其糖分的吸收。

当发生严重低血糖时，及时口服或静脉注射葡萄糖是直接有效的临床救治方法。而患者意识不清或陷入昏迷时，则不可进食，应采取紧急医疗措施，静脉注射葡萄糖救治。

（十）患者自觉出汗、饥饿、心慌等身体不适症状，自己或家人该如何处理

立即停止活动，保持安静状态，如可能则尽快测血糖判断。应当进食糖类食物并观察是否能够缓解不适症状，15分钟后复测血糖。如距下一次进餐时间在 1 小时以上，可以进食主食或含碳水化合物的食物，进一步查找原因。

（十一）出现低血糖需要去看医生吗

需要医生帮助，找到引起低血糖的原因，必要时调整用药。非糖尿病者需要到医院查找原因，有些肥胖者发生餐后或餐前低血糖，是糖尿病的早期表现。

（十二）低血糖可以通过饮食调理治疗吗

● 建议定时、定量进食，可以降低低血糖发生的可能；超过日常运动量，应适当添加额外的含糖食物；避免大量喝酒，尤其是饥饿状态下喝酒。

（十三）为什么说低血糖患者不可以饮酒呢

● 酒精刺激可使胰岛素分泌增多，从而引起血糖下降；喝酒后进食量减少，且胃肠道消化食物和吸收葡萄糖能力降低；酒精在体内的代谢阻碍了葡萄糖的生成供给；酒精抑制了身体升糖激素的分泌。

（十四）低血糖该如何治疗

（1）无特殊疾病者，补充葡萄糖或含糖食物后即可缓解。

（2）糖尿病患者，血糖<3.9mmol/L即需要补充葡萄糖或含糖食物，注意复查血糖。找到低血糖原因，必要时调整用药。

（3）非糖尿病患者，血糖<2.8mmol/L时为低血糖，需要补充葡萄糖或含糖食物，注意复查血糖，及时到医院查找病因。

糖尿病患者不同诱因导致的低血糖防治对策不同（表5-2）。

表5-2 糖尿病患者低血糖的诱因及防治对策

诱因	防治对策
胰岛素或胰岛素促分泌剂	应从小剂量开始，逐渐增加剂量，谨慎地调整剂量
未按时进食，或进食过少	患者应定时定量进餐。如果进餐量减少，也应相应减少降糖药物剂量。如有延误进餐情况，应提前做好准备
运动量增加	运动前应增加额外的碳水化合物摄入
酒精摄入，尤其是空腹饮酒	酒精能直接导致低血糖，应避免酗酒和空腹饮酒
严重低血糖或反复发生低血糖	应及时调整糖尿病治疗方案或适当放宽血糖控制目标

（十五）治疗低血糖常用的药物有哪些

5%~50%的葡萄糖液，必要时使用升糖激素如糖皮质激素（氢化可的松）、胰高血糖素等。

（十六）低血糖脑病是怎么回事？该如何治疗

大脑组织主要依靠葡萄糖提供能量，而其葡萄糖储备仅够5~10分钟使用。严重的低血糖可导致中枢神经功能失常，包括意识障碍等精神行为异常，严重时会引起癫痫发作，甚至昏迷、死亡。及时补充糖分、改善脑循环、保护脑细胞、维持水电解质等是有效的方法。

（十七）预防低血糖提示

（1）提高识别低血糖的能力，发现"苗头"及时救治。

（2）做到健康饮食、生活规律。饮食定时定量，保持健康饮食，分配好正餐、加餐量，控制每日的总热量。如果进餐量减少则相应减少降糖药物剂量，有可能误餐时应提前做好准备。酒精摄入，尤其是空腹饮酒，能直接导致低血糖发生，应避免酗酒和空腹饮酒。

（3）持之以恒做运动。选择适合自己的运动方式，如散步、快走、打太极拳、跳舞等。运动前应增加额外的碳水化合物摄入。

（4）正确选择降糖药物。药物使用过多是低血糖发生的主要原因。要根据医生的建议治疗，不可随心所欲，随便增减或停药。

（5）规范注射胰岛素。要掌握各种胰岛素的特点及正确的注射技术，定期轮流更换注射部位，防止产生皮下硬结，影响胰岛素吸收。

（6）常测血糖。自我血糖监测能够明显减少低血糖的发生风险。有些患者病情不稳定，常发生夜间低血糖，应加测睡前血糖。如果血糖偏低，晚睡前可适量加餐，如喝一杯酸奶等。夜间发生低血糖，机体有反应性变化，可以出现空腹血糖升高，医学上称为低血糖后反应性高血糖。所以，糖尿病患者的空腹血糖高，也要排除夜间"低血糖后反应性高血糖"。

（7）定期就医，查找原因，适时调整治疗方案。

（8）随身带急救卡片及加餐食品。随身带上急救卡片（注明姓名、临床诊断、电话、用药等），还要备好加餐（升高血糖的饮料或食物），以备发生低血糖时自救用。

六、糖尿病、冠心病、脑卒中是共患疾病

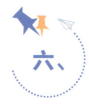

（一）糖尿病与冠心病、脑卒中是共患疾病

糖尿病的危害包括大血管病变如心肌梗死、脑卒中，以及微血管病变如神经病变、眼底病变等。糖尿病与心血管疾病、脑卒中密不可分，有增龄、家族史、肥胖、腰围、高血压等共同的发病风险因素。

糖尿病与心脑血管疾病间的关联性主要表现为：已发生动脉粥样硬化的患者多合并糖尿病，糖尿病和动脉粥样硬化疾病同时存在。

医学研究发现，在冠心病患者以及有心血管病危险因素的人群中，糖代谢异常的发生率显著高于一般人群。欧洲心脏调查（the Europe Heart Survey）共纳入欧洲25个国家110家医疗中心的4961例冠心病患者，因急性心血管事件入院者占42%，其余病例为稳定性冠心病。所有患者中，已确诊糖尿病者约占31%，其余患者进行空腹血糖（FPG）测定或口服葡萄糖耐量试验（OGTT），诊断是否患糖尿病。结果显示，急性心血管事件入院患者异常高血糖发生率高达71%，稳定性冠心病患者异常高血糖发生率为66%，即2/3以上冠心病住院患者有糖尿病等异常高血糖，被忽视或者没有诊断的高血糖患者占一半。还有研究结果

显示,急性卒中患者中,糖尿病患病率为37%,葡萄糖耐量受损(IGT)发生率为23%,而正常血糖水平者仅占19.7%,不到1/5。

(二) 不可控危险因素

1. 性别
对2 840名男性和3 940名女性进行为期7年的人群研究显示,男性患糖尿病、冠心病和慢性肾病的危险因素更加突出。

2. 年龄
无论是男性还是女性,增龄可使糖尿病、冠心病及慢性肾病的发病风险呈跳跃式增加。当男性>60岁、女性>65岁时,患病风险骤增。

(三) 可控因素

1. 干预不健康生活方式
对糖尿病、高血压、血脂异常、吸烟、超重或肥胖、缺乏运动、精神紧张等因素,可通过改变生活方式来加以控制。

中国大庆糖尿病预防研究连续6年观察结果显示,采取控制饮食、运动、控制饮食+运动干预措施,糖尿病发生风险分别下降36%、47%、39%。1986—2019年随访30年,糖尿病发病时间延迟了4.0年,发病风险降低了39%,心血管事件发生率降低了26%,心血管死亡率减少了33%,平均寿命增加了1.4年。

以饮食和运动为内容的生活方式干预,可以长期持久地减少糖尿病的发生。而且,干预期间所养成的良好生活习惯,可使人们受益终身。

2. 血糖控制

血糖水平在心血管事件、心血管死亡和总死亡危险方面具有预测价值。多项研究均已证实,高血糖是重要的心血管系统危险因素,可显著增加心血管疾病的发病率与死亡率。此外,血糖对于心血管事件具有极高的预测价值。与空腹血糖水平相比,餐后血糖升高对患者预后的影响更为显著。因此,在临床实践中,血糖水平,尤其是餐后血糖水平,应被视为冠心病患者风险评估的必要指标。

糖尿病导致动脉粥样硬化危险性增加,冠心病、心肌梗死、缺血性卒中的风险随患者的糖化血红蛋白(HbA1c)水平的升高而增高。较低水平的 HbA1c 与较薄的颈动脉内膜中层厚度、较少的冠状动脉钙化及临床心血管事件,包括心肌梗死、脑卒中和心源性死亡的发生率较低有关。

因此,对于大部分非妊娠成年患者推荐 HbA1c 控制在 <7.0% 水平。对于预期生存期 >10 年、并发症较轻、有一定低血糖风险、应用胰岛素促泌剂类降糖药或以胰岛素治疗为主的 2 型糖尿病患者和 1 型糖尿病患者,推荐 HbA1c 控制在 <7.5% 水平。对于预期生存期 >5 年、中等程度并发症及伴发疾病、有低血糖风险、应用胰岛素促泌剂类降糖药物或以多次胰岛素注射治疗为主的糖尿病患者,推荐 HbA1c 控制在 <8% 水平。血糖控制中,低血糖带来的危害超过严格控制血糖的获益,避免发生低血糖,尤其是夜间低血糖尤为重要。

目前,中国糖尿病患者的血糖控制情况依然不容乐观。应积极控制血糖、有效预防可控危险因素。同时,完善落实切实可行的防控措施,建立健全干预效果评估的完整体系,全面防治糖尿病及其心脑血管并发症带来的危害。

(四)糖尿病是冠心病的等危症,应同防共治

糖尿病是最重要的心血管危险因素之一,糖尿病患者罹患心血管疾病的危险是无糖尿病者的 2~4 倍。糖尿病患者发生致死性或非致死性心血管事件的危险性显著高于一般人群。

糖尿病患者无心肌梗死病史者,未来 8~10 年发生心肌梗死的风险高达 20%,约等同于已患心肌梗死患者再发心肌梗死的风险。有心肌梗死病史的糖尿病患者,未来再发心肌梗死的风险超过 40%。因此,糖尿病被当作是"冠心病的等危症",在三级预防体系中应同等重视糖尿病和冠心病防治。

(五)卒中患者合并"糖尿病"比例高,应同防共治

糖尿病可增加卒中发病、复发风险。流行病学证据表明,糖尿病前期的血糖升高如空腹血糖受损(IFG)和葡萄糖耐量受损(IGT)也会增加卒中发病和复发的风险。研究发现,住院的卒中患者中,合并糖尿病或糖尿病前期的患病率相近。因此,干预治疗糖尿病前期患者,可有效减少心血

管事件或脑卒中的发生。

（六）建议

糖尿病患者存在多重心脑血管发病的危险因素,应严格控制体重、血糖、血脂、血压,并进行抗凝治疗,遵循医嘱长期规律服用药物,进行病情监测。

日常工作生活中,要尽可能避免情绪波动、过度疲劳、用力过猛等诱发因素。如有头晕、头痛、黑矇等症状需立即就医。定期检查血糖、血脂、血压水平和进行心电图检查是十分必要的。

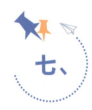

七、糖尿病引起的视力和肾脏损害

（一）正常视力判断方法

视力是指视网膜分辨影像的能力。视力的好坏由视网膜分辨影像能力的大小来判定。

视力的检查过程如下：

（1）一般检查视力距离为5m,视力表的1.0行与受检者的眼睛位于同一高度。

（2）照明充足,两眼分别检查,一般是先右后左。检查一眼时,须以遮眼板将另一眼完全遮住。但注意勿压迫眼球。

（3）检查时,让被检者先看清最大一行标记,如能辨认正确,则自上而下,由大至小,逐级将较小标记指给被检者看,直至查出能清楚辨认的最小一行标记。受检者读出每个视标的时间不得超过5秒。

（4）如果被检者仅能辨认表上最大的"0.1"行E字缺口方向,就记录视力为"0.1";如果能辨认"0.2"行E字缺口方向,则记录为"0.2";如此类推。能认清"1.0"行或更小的行次者,即为正常视力。

（二）正常肾功能判断方法

肾功能（renal function）是指肾脏排泄体内代谢废物,

维持机体钠、钾、钙等电解质的稳定及酸碱平衡的功能,肾功能检查包括血肌酐、血尿素氮及尿白蛋白测定等。

判断肾功能是否正常,常采用的检查项目有以下几种:

(1)血清肌酐测定:正常情况下体内肌酐的产生速度为每分钟1mg,只有当肾脏功能失代偿时,血清肌酐才上升。也就是说,只在肾脏功能受到中等程度的损害时,血清肌酐才上升。所以,血清肌酐不能反映早期肾脏功能受损的情况。

(2)血尿素氮测定:血尿素氮测定可反映肾小球滤过功能,但只有当肾小球滤过功能下降到正常的1/2时,尿素氮才升高,所以尿素氮不是敏感指标。高热、感染、消化道出血、进高蛋白饮食及脱水等情况下,尿素氮也可升高。

(3)肌酐清除率:肌酐清除率可反映肾小球滤过功能,肾脏功能受损时首先表现为肌酐清除率下降。正常时肌酐清除率为80~120ml/min。糖尿病肾病引起的肾功能不全或衰竭时,肌酐清除率下降。

(4)尿蛋白测定:血浆中的白蛋白分子量大,健康人尿液中仅含有微量的白蛋白。肾脏损害可导致白蛋白的排出量增加,尿中的白蛋白浓度即可升高。检测方法有24小时尿白蛋白定量与尿白蛋白/肌酐比值(UACR)计算。两者诊断价值相当,但前者操作较为繁琐,24小时尿液量中的白蛋白>30mg/L为排泄量增加。随机尿UACR≥30mg/g为尿白蛋白排泄增加。3~6个月内重复检查UACR,3次中有2次尿蛋白排泄增加,且排除感染等其他因素即可诊断白蛋白尿。

（三）糖尿病如何损害视力

糖尿病的视力损害主要是糖尿病性视网膜病变（DR）。视力损害的主要原因是糖尿病黄斑水肿和增生型眼底病变（PDR）。DR视力损害一旦发生则难以逆转，因此，DR临床防治策略重在预防。一旦出现DR，就需要抑制其进展，及时治疗干预以减轻视力损害，降低致盲率。

DR的危险因素包括高血糖、高血压、高血脂、吸烟、糖尿病病程长、发病年龄大、蛋白尿及妊娠等。高血糖一直被认为是DR发生的始动因子，强化降糖治疗可减少76%DR发生的危险，抑制54%视网膜病变的进展，减少47%PDR或严重非PDR。其他治疗方法有视网膜激光疗法、药物治疗和手术治疗等方法。

（四）糖尿病如何损害肾脏

糖尿病的另一典型微血管并发症是糖尿病肾病。糖尿病肾病是指由糖尿病所致的慢性肾脏病，是慢性肾脏疾病和终末期肾病的主要原因之一。糖尿病肾病的早期防治更为重要，合理控制体重、糖尿病饮食、戒烟及适当运动，积极控制血糖、血脂、血压可以有效防止糖尿病肾病的发生、发展。

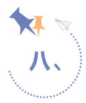

八、糖尿病足病变

（一）糖尿病足

糖尿病足指因神经病变而失去感觉和因缺血而失去活力合并感染的病变足。糖尿病足与下肢远端神经异常和不同程度的周围血管病变相关，存在足部感染、溃疡和/或深层组织破坏。

糖尿病足是一组足部的综合征，不是单一症状，是糖尿病血管和神经损害的足部表现。因此，糖尿病患者有一定的下肢神经和血管病变，导致足部组织营养障碍，出现溃疡或坏疽，即为糖尿病的足病变。

（二）糖尿病足的临床表现

糖尿病足的早期表现为缺血症状，足部麻木，皮肤发凉，仅在活动后有疼痛感，可出现"间歇性跛行"。中期有足部静息痛，晚期通常有足部的溃疡，甚至合并感染。严重时，足部部分组织坏疽伴有感染，可能需要截肢手术治疗。

（三）糖尿病足防治

糖尿病足严重影响糖尿病患者的生活质量，早期干预血糖、血脂、血压异常,保持戒烟酒等良好生活方式,可以有效预防糖尿病足的发生、发展。当然,对于已经发生糖尿病足的患者,积极救治十分重要。

　　糖尿病足损伤分为 6 个等级。0 级伤口指足部有溃疡风险,可采用改造鞋子、使用模具式内垫或加深的鞋子的防治措施,并进行患者教育,定期随访。一旦出现皮肤开裂破溃而无感染,即是 1 级损伤,必须进行积极干预,以免损伤进一步发展。缓解 1 级伤口,除了恰当减压受压部位以外,还需要恰当地处理溃疡伤口,以避免组织细胞坏死,加速伤口愈合。2 级以上的伤口需要应用抗生素,进行外科手术处理,严重时需要截肢。严重感染或有脓肿的伤口应当积极地清创,以利于伤口愈合。

　　预防糖尿病足的意义重大。积极控制血糖、血脂和血压异常可以降低糖尿病足的发病风险。患者每天检查足部及鞋子,尽早发现隐匿的危险因素,以降低糖尿病足损害的发生风险。

九、糖尿病治疗药物的不良反应

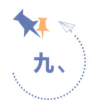

糖尿病的治疗还未取得突破性进展,只能通过饮食控制联合药物治疗稳定病情。糖尿病治疗药物都具有不同程度的不良反应,长期服用对人体健康可能产生不良影响,需要注意避免。常见的药物不良反应有下几个方面。

(一)低血糖

2型糖尿病患者发生低血糖的主要原因是降糖药物的应用。胰岛素或其他药物如磺胺类、格列奈类促进体内的胰岛素分泌,可以增加低血糖发生的风险,而双胍类、α-糖苷酶抑制剂、噻唑烷二酮类、二肽基肽酶抑制剂等药物单用较少发生低血糖。新型药物都存在直接或间接的引起血糖低或波动的现象,应引起医生和患者的注意。

(二)胃肠道不良反应

在肠道发挥作用的药物,都可能引起身体的不适反应。因此,有明确胃肠道疾病的患者,要避免使用这类药物。二甲双胍所致消化道反应比较常见,其发生率达5%~20%,以食欲减退多见,有些人有腹泻和胃不舒适感。可以尝试改为餐后服用,可部分或完全缓解。开始服用α-糖苷酶抑制剂类药物,可导致胃肠胀气和肠鸣音亢进等不良反应,尝试减少服用剂量,观察数日后可能会渐渐好转,而后可以恢复到治疗剂量。

（三）体重变化

多项研究表明,体重增加是胰岛素、促胰岛素分泌剂及噻唑烷二酮类药物的常见不良反应。胰岛素促进身体脂肪、蛋白质及糖原合成,引起饥饿感和饭量增加,体内水分潴留等原因使体重上升。有研究认为,磺胺类药物可使患者体重平均增加约 1.7kg。双胍类和 α- 糖苷酶抑制剂可以降低体重。

（四）心血管安全性

应选择对心血管有益或无害的降糖药物。降糖药物相关的低血糖是导致心脑血管事件的重要原因。临床应用中,尤其是长期使用时需要高度关注。

（五）肝、肾功能损害

噻唑烷二酮类药物是一种胰岛素增敏剂,通过提高周围组织器官对胰岛素的敏感性,改善胰岛素抵抗而发挥作用,有肝功损害的潜在副作用。

大多数降糖药物对肝脏或肾脏无明显的影响,在医生指导下可以长期服用。但需要在肝功能和肾功能正常时服用,如果出现肝功能或肾功能异常,需要听从医生建议,及时停用或减少服用剂量和次数。

(六) 其他

曾有报道,胰岛素增敏剂吡格列酮可能增加膀胱癌发生的风险,尽管发生率很低,也要注意。此外,目前新上市的 SGLT-2 类药物有泌尿系感染的不良反应。不管是新药还是既往已有的降糖药物,服用过程中都需要进行合理的病情监测。

十、妊娠期的血糖异常表现

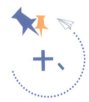

（一）妊娠糖尿病

妊娠期间的糖尿病包含两种情况，一种为妊娠前已确诊患糖尿病，称为"糖尿病合并妊娠"；另一种为妊娠前糖代谢正常或有潜在糖耐量减退，在本次怀孕期间才出现或确诊的糖尿病，称为"妊娠糖尿病（GDM）"。

孕妇患糖尿病，主要为 GDM，糖尿病合并妊娠者较少，不足 20%。世界各国报道 GDM 的发生率为 1%~14%，我国 GDM 的发生率为 1%~5%，但近年有明显增高趋势。尽管多数 GDM 患者于产后能恢复正常血糖代谢水平，但未来母子糖尿病发病风险显著增加，应该给予重视。孕期糖尿病存在诸多危害，且同时影响母亲和胎儿。孕期糖尿病可造成母亲先兆子痫、早产、手术产、羊水过多、产后出血、感染等。胎儿和新生儿可出现呼吸窘迫综合征、黄疸、低血糖等异常情况。巨大儿（出生体重≥4kg）可引发难产、新生儿缺血缺氧性脑病、骨折等，甚至死亡。

（二）妊娠糖尿病诊断标准

在孕期任何时间行 75g 葡萄糖耐量试验，如果 5.1mmol/L< 空腹血糖 <7.0mmol/L，或者服糖后 1 小时血糖≥10.0mmol/L，或者 8.5mmol/L≤ 服糖后 2 小时血糖 <

11.1mmol/L,即可诊断为 GDM。仅孕早期单纯空腹血糖＞5.1mmol/L 不能诊断为 GDM,但需要随访。

（三）危害

1. 对孕妇的影响

（1）高血糖可使胚胎发育异常,甚至死亡。

（2）糖尿病孕妇很容易患妊娠期高血压疾病,血糖和血压控制难度大。

（3）血糖控制不良的孕妇容易发生感染,特别是泌尿系感染。

（4）羊水过多。孕晚期,羊水主要来源于胎儿尿液,如孕妇血糖控制不满意,可致胎儿尿量增多而发生羊水过多,诱发早产。

（5）血糖控制不良的孕妇,巨大胎儿的发生率高,易出现难产、产道损伤、手术产及产后出血等情况。

（6）其他情况。1 型糖尿病合并妊娠,易发生糖尿病酮症酸中毒,这是造成孕妇死亡的重要原因。

2. 对胎儿的影响

（1）妊娠早期血糖控制不良可使胚胎发育异常甚至死亡,最终导致流产。

（2）妊娠早期血糖过高有抑制胚胎发育的作用,导致胚胎发育迟缓。

（3）娩出巨大胎儿(即出生体重≥4 公斤胎儿)。

3. 对新生儿的影响

（1）高血糖使胎儿肺成熟延迟,新生儿呼吸窘迫综合征发生率明显增高。

（2）新生儿低血糖。新生儿脱离母体高血糖环境后，高胰岛素血症仍存在，若不及时补充糖，易发生低血糖，严重时危及新生儿生命。

（3）巨大儿的童年期、成年期肥胖及患2型糖尿病的风险增高，糖尿病发病年龄可提前。

（四）如何治疗妊娠糖尿病

1. 妊娠期血糖控制满意标准

所有类型的孕期糖尿病血糖控制目标为：空腹血糖<5.3mmol/L、餐后1小时血糖<7.8mmol/L、餐后2小时血糖<6.7mmol/L。

需要注意的是，孕期血糖控制必须避免低血糖。1型糖尿病低血糖风险最高，其他如2型糖尿病病史者、妊娠糖尿病均可能发生。孕期血糖<4.0mmol/L为血糖偏低，需尽快调整治疗方案。如果血糖<3.0mmol/L，要紧急救治。

2. 饮食控制

理想的饮食控制，既提供妊娠期间热量和营养需要，又避免餐后高血糖或饥饿性酮症出现，保证胎儿正常生长发育。饮食控制联合适当运动，均能有效控制血糖。

3. 胰岛素治疗

胰岛素是大分子蛋白，不能通过胎盘，对饮食治疗不能控制的糖尿病，胰岛素是主要的治疗药物。不推荐使用口服降糖药，其安全性存在风险。

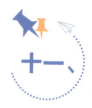

十一、食物对血糖、血脂的影响

食物对于血糖、血脂水平有显著影响。因此,糖尿病患者应尽量避免高糖、高脂饮食。合理优化饮食结构,有助于更好地控制血糖、血脂,预防糖尿病及其并发症的发生、发展。

中国人日常的膳食中,碳水化合物所提供的能量应占总能量的50%~65%。碳水化合物的种类和数量是影响血糖控制的关键环节。应定时定量进餐,保持碳水化合物的合理分配。摄入的蔗糖分解后,生成果糖或食物含有的果糖可增加三酰甘油的合成,不利于脂肪分解代谢。糖尿病患者的有些食物中添加了非营养性甜味剂,可提高食物的口感和生活质量,对血糖的直接影响很小。

在控制碳水化合物总量的基础上,合理选择葡萄糖生成指数(Glucose Index,GI,简称"升糖指数")低的食物更有利于血糖控制。食物的升糖指数指食用相当于50g碳水化合物的食物,在一定时间内(一般为2小时)体内血糖增值水平对比参照食用等量的葡萄糖的比值。将葡萄糖的升糖指数定为100,其他食物的升糖指数越高,对餐后血糖水平的影响越大,反之,影响小。低升糖指数食物的升糖指数<55,中升糖指数食物的升糖指数在56~69间。一般来讲,馒头、米饭是高升糖指数食物(≥70),豆类、乳类、蔬菜是低升糖指数食物(<55)。参考食物的升糖指数,合理安排饮食,

对于控制血糖大有好处。如果适时将食物从高升糖指数食物替换成低升糖指数食物,可以显著降低和改善血糖水平,有文献报道,糖化血红蛋白可以降低 1%。

2017 年《中国糖尿病膳食指南(2017)》的膳食建议:①改变进餐顺序,先吃蔬菜、再吃肉类、最后吃主食。主食定量,摄入量因人而异,粗细搭配,全谷物、杂豆类占 1/3。可以选择低血糖生成指数的主食。②多吃蔬菜,每日蔬菜摄入量为 300~500g,深色蔬菜占 1/2 以上,其中绿色叶菜不少于 70%。③保证每日 300g 液态奶或相当量奶制品的摄入。④常吃鱼禽,适量蛋类和畜肉,限制加工肉类。⑤重视大豆类及其制品的摄入,零食加餐可选择少许坚果。两餐之间适量选择低升糖指数的水果,水果适量,种类、颜色要多样。⑥清淡饮食,足量饮水,推荐饮用白开水,成年人每天饮用量为 1 500~1 700ml。饮料可选淡茶、咖啡等。糖尿病患者应限制饮酒。

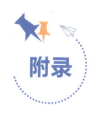

附录

附录1　中国公众预防糖尿病应知应会应做十条

2019年9月
中华预防医学会糖尿病预防与控制专业委员会
中华预防医学会健康生活方式与社区卫生专业委员会

国务院关于实施健康中国行动的意见指出,人民健康是民族昌盛的重要标志,预防是最经济最有效的健康策略。应普及健康知识、提升素养,积极落实每个人是自己健康第一责任人的理念,维护全生命周期健康。

一、应知:(3条)

1. 成年人患糖尿病与超重和肥胖密切相关,腹型肥胖危害更大。预防糖尿病可以降低冠心病和脑卒中的发生、发展。自身行为危险因素有高脂和高糖饮食习惯,身体缺乏运动,长期持续性精神紧张压力,以及吸烟、过量饮酒等损害健康的不良嗜好。

2. 成年人(≥18岁)具备以下任何一项,都要积极预防糖尿病:①年龄≥40岁;②有糖尿病前期血糖升高;③超重或肥胖(尤其是腹型肥胖);④一级亲属(父母、子女及兄弟姐妹)中有2型糖尿病患者;⑤有妊娠糖尿病史的妇女;⑥高血压或正在治疗;⑦血脂异常或正在治疗;⑧动脉粥样硬化性心血管疾病（ASCVD）患者；⑨有一过性类固醇糖尿病病史者；⑩多囊卵巢综合征（PCOS）患者；⑪长期接受抗精神病药物和/或抗抑郁药物治疗的患者。

3. 糖尿病的诊断标准为具备以下任何一项：①不同日期测量两次空腹血糖均≥7mmol/L；②糖化血红蛋白≥6.5%；③任何一次检测血糖或口服葡萄糖耐量试验（OGTT）两小时血糖≥11.1mmol/L。

超重为BMI≥24kg/m^2，肥胖为BMI≥28kg/m^2。腹型肥胖为男性腰围≥90cm，女性腰围≥85cm。高血压为收缩压≥140mmHg和/或舒张压≥90mmHg（1mmHg=0.133kPa）。

糖尿病可引起卒中、心肌梗死、失明、肾衰竭、足坏疽等并发症，甚至导致残疾或死亡。

二、应会：(4条)

1. 会识别糖尿病的可疑症状，如多食、多饮、多尿、消瘦、视力下降、皮肤易发感染等。

2. 会测量和监测自己的体重、腰围及BMI。BMI=体重÷身高^2（kg/m^2）。

3. 会合理搭配每日膳食，包括食物多样、营养均衡、总热量控制，减盐、减油、减糖。选择并坚持适宜的身体锻炼方法。

4. 会进行自我心理调适，包括时间管理、情绪管理、压力管理、人际关系管理。

三、应做：(3条)

1. 预防糖尿病的关键是终身保持健康的生活方式。注重饮食有节、起居有常、动静结合、心态平和。

2. 早发现、早诊断、早治疗糖尿病。有下列情况之一应主动进行糖尿病筛查:40岁以上;超重/肥胖;糖尿病家族史;血脂异常;高血压;心脑血管疾病。

3. 糖尿病难以治愈,但通过饮食、运动及药物等综合干预措施,可以有效防止或推迟糖尿病并发症,糖尿病患者仍然可以正常工作、生活和学习。

附录2　中国2型糖尿病综合控制目标

糖化血红蛋白诊断糖尿病的标准为≥6.5%

指标			目标值
空腹 /mmol·L^{-1}			4.4(79)~7.0(126)
非空腹 /mmol·L^{-1}			<10.0(180)
糖化血红蛋白 /%			<7.0
血压 /mmHg			<130/80
总胆固醇 /mmol·L^{-1}			<4.5
高密度脂蛋白胆固醇	男性	mmol·L^{-1}	>1.0
	女性		>1.3
甘油三酯 /mmol·L^{-1}			<1.7
低密度脂蛋白胆固醇 /mmol·L^{-1}			
动脉粥样硬化性心血管疾病	无		<2.6
	有		<1.8
体重指数			<24.0

注:1mmHg=0.133kPa。

附录3 食物升糖指数表

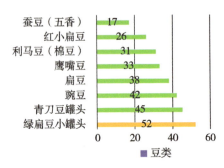

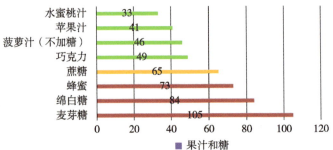

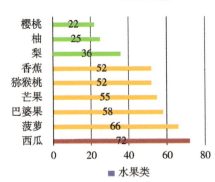

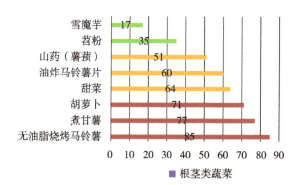

■ 根茎类蔬菜

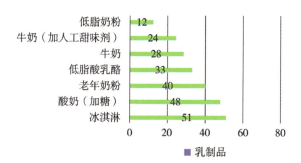

■ 乳制品

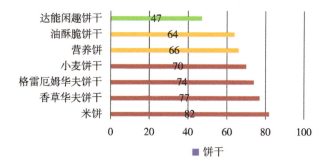

■ 饼干

附录4 体重对照表

体重/kg 身高/cm	分类 正常	消瘦	超重	肥胖
	体重指数（BMI）			
	18.5~23.9	<18.5	≥24.0	≥28
140	36.2~46.8	<36.2	47.0~54.7	≥54.8
141	36.8~47.6	<36.8	47.8~55.6	≥55.7
142	37.4~48.2	<37.4	48.4~56.4	≥56.5
143	38.0~48.9	<38.0	49.1~57.2	≥57.3
144	38.6~49.7	<38.6	49.9~58.0	≥58.1
145	39.0~50.3	<39.0	50.4~58.7	≥58.8
146	39.6~51.0	<39.6	51.2~59.5	≥59.6
147	40.1~51.8	<40.1	51.9~60.5	≥60.6
148	40.7~52.4	<40.7	52.6~61.2	≥61.4
149	41.1~53.1	<41.1	53.3~62.0	≥62.2
150	41.7~53.8	<41.7	53.9~62.8	≥62.9
151	42.2~54.5	<42.2	54.8~63.7	≥63.9
152	42.8~55.3	<42.8	55.5~64.5	≥64.7
153	43.4~56.0	<43.4	56.2~65.4	≥65.6
154	43.9~56.7	<43.9	57.0~66.2	≥66.5
155	44.4~57.5	<44.4	57.6~67.1	≥67.2
156	45.1~58.2	<45.1	58.5~67.9	≥68.2
157	45.7~59.0	<45.7	59.2~68.8	≥69.1

续表

体重/kg　　分类　身高/cm	正常	消瘦	超重	肥胖
	体重指数（BMI）			
	18.5~23.9	<18.5	≥24.0	≥28
158	46.2~59.7	<46.2	60.0~69.7	≥69.9
159	46.8~60.5	<46.8	60.7~70.6	≥70.8
160	47.4~61.2	<47.4	61.4~71.5	≥71.6
161	48.0~62.0	<48.0	62.3~72.4	≥72.6
162	48.6~62.8	<48.6	63.0~73.3	≥73.5
163	49.2~63.5	<49.2	63.8~74.2	≥74.4
164	49.8~64.3	<49.8	64.6~75.0	≥75.4
165	50.4~65.2	<50.4	65.3~76.0	≥76.1
166	51.0~65.9	<51.0	66.2~76.9	≥77.2
167	51.6~66.7	<51.6	67.0~77.9	≥78.1
168	52.3~67.5	<52.3	67.8~78.8	≥79.3
169	52.9~68.3	<52.9	68.6~79.9	≥80.0
170	53.4~69.2	<53.4	69.3~80.7	≥80.8
171	54.0~69.9	<54.0	70.2~81.6	≥81.9
172	54.8~70.8	<54.8	71.0~82.6	≥82.9
173	55.4~71.6	<55.4	71.9~83.6	≥83.9
174	56.0~72.4	<56.0	72.7~84.5	≥84.8
175	56.6~73.3	<56.6	73.4~85.5	≥86.6
176	57.4~74.1	<57.4	74.4~86.5	≥86.8
177	58.0~74.9	<58.0	75.2~87.5	≥87.8

续表

身高 /cm \ 分类 \ 体重 /kg	正常	消瘦	超重	肥胖
	体重指数（BMI）			
	18.5~23.9	<18.5	≥24.0	≥28
178	58.7~75.8	<58.7	76.1~88.4	≥88.8
179	59.3~76.6	<59.3	76.9~89.4	≥89.8
180	60.0~77.5	<60.0	77.6~90.5	≥90.6
181	60.7~78.4	<60.7	78.5~91.5	≥91.6
182	61.3~79.3	<61.3	79.4~92.5	≥92.6
183	62.0~80.2	<62.0	80.4~93.5	≥93.8
184	62.7~81.0	<62.7	81.1~94.6	≥94.7
185	63.4~81.9	<63.4	82.0~95.6	≥95.7
186	64.1~82.7	<64.1	83.1~96.6	≥96.9
187	64.7~83.6	<64.7	84.0~97.6	≥98.0
188	65.4~84.5	<65.4	84.9~98.7	≥99.0
189	66.1~85.4	<66.1	85.8~99.7	≥100.0
190	66.7~86.4	<66.7	86.5~100.8	≥100.9
191	67.5~87.2	<67.5	87.6~101.8	≥102.2
192	68.2~88.2	<68.2	88.5~102.9	≥103.3
193	69.0~89.1	<69.0	89.4~104.0	≥104.3
194	69.7~90.0	<69.7	90.4~105.1	≥105.4
195	70.4~90.9	<70.4	91.3~106.1	≥106.5
196	71.1~91.9	<71.1	92.2~107.2	≥107.6
197	71.8~92.8	<71.8	93.2~108.3	≥108.7

续表

分类 体重/kg 身高/cm	正常	消瘦	超重	肥胖
	体重指数（BMI）			
	18.5~23.9	<18.5	≥24.0	≥28
198	72.6~93.7	<72.6	94.1~109.4	≥109.8
199	73.3~94.7	<73.3	95.1~110.5	≥110.9
200	74.0~95.6	<74.0	96.0~111.6	≥112.0

中心性肥胖：男性腰围≥90cm；女性腰围≥85cm

附录 5　血糖换算表

单位：mmol/L	单位：mg/dl
2.8	50
5.6	100
6.1	110
7.0	126
7.8	140
11.1	200
16.7	301
33.3	600

参考文献

[1] 国务院.国务院关于实施健康中国行动的意见[Z].2019.

[2] 国家卫生计生委疾病预防控制局.中国居民营养与慢性病状况报告(2015年)[M].北京:人民卫生出版社,2016.

[3] 中华医学会糖尿病学分会.中国2型糖尿病防治指南(2017年版)[J].中华糖尿病杂志,2018,10(1):4-67.

[4] World Health Organization. Waist circumference and waist-hip ratio: report of a WHO expert consultation[EB/OL].(2011-05-11)[2021-03-20]. https://www.who.int/publications/i/item/9789241501491.

[5] WHO.Global action plan on physical activity 2018-2030: more active people for a healthier world[EB/OL].(2018-06-01)[2021-03-20]. https://www.who.int/publications/i/item/9789241514187.

[6] 中华人民共和国国家卫生和计划生育委员会.成人体重判定:WS/T 428—2013[S].2013.

[7] 中国营养学会糖尿病营养工作组.中国糖尿病膳食指南及解读[J].营养学报,2017,39(6):521-529.

[8] 迟家敏,汪耀,周迎生.实用糖尿病学[M].4版.北京:人民卫生出版社,2015.

[9] 杨月欣.中国食物成分表标准版[M].6版.北京:北京大学医学出版社,2018.